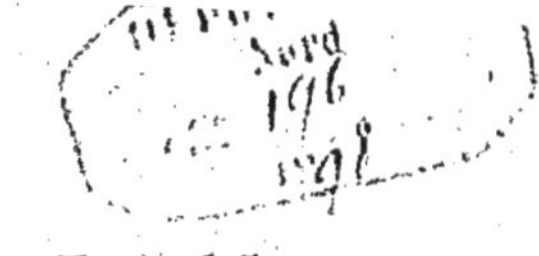

LES PALPITATIONS CHEZ LE JEUNE SOLDAT

PAR

Le Docteur BIOUSSE

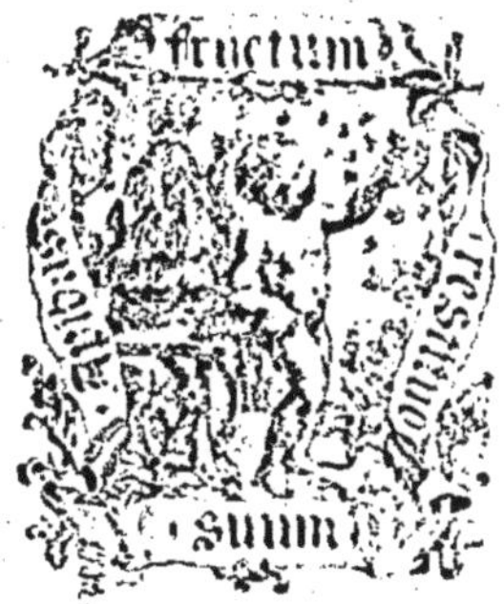

PARIS
SOCIÉTÉ D'ÉDITIONS SCIENTIFIQUES
PLACE DE L'ÉCOLE DE MÉDECINE
4, Rue Antoine-Dubois, 4

1898

LES

PALPITATIONS

CHEZ LE JEUNE SOLDAT

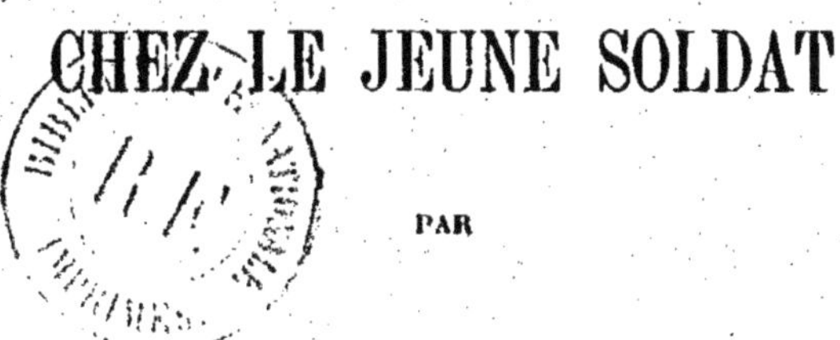

PAR

Le Docteur BIOUSSE

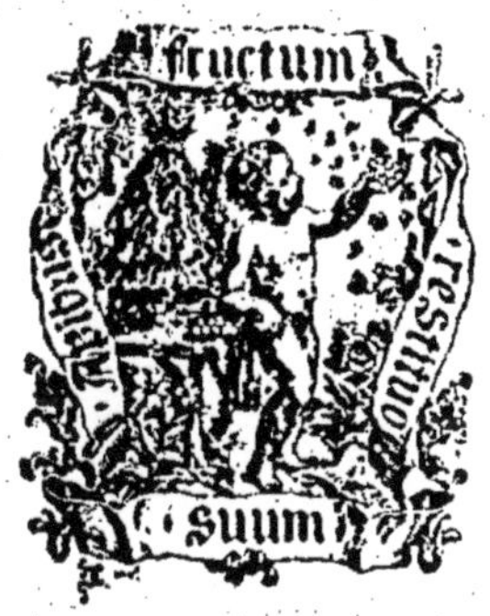

PARIS
SOCIÉTÉ D'ÉDITIONS SCIENTIFIQUES
PLACE DE L'ÉCOLE DE MÉDECINE
4, Rue Antoine-Dubois, 4

1898

A MONSIEUR LE DOCTEUR AUBEAU

Témoignage d'admiration et de reconnaissance.

INTRODUCTION

Nous avons été frappé, pendant notre service militaire, du nombre considérable de soldats qui se plaignent de palpitations.

L'hypertrophie du cœur a été étudiée chez des combattants, pendant la guerre de Sécession américaine et à diverses époques dans l'armée anglaise. Récemment la question de l'hypertrophie de croissance au point de vue militaire a été posée et résolue. Mais nous croyons que les palpitations indépendantes de toute lésion cardiaque, même de cette hypertrophie dont on a exagéré la fréquence, n'ont guère été étudiées dans l'armée. C'est pourquoi nous avons entrepris ce travail.

Mais avant d'aborder notre sujet, nous tenons à témoigner notre profonde admiration à M. le Professeur Potain, dont les éminents travaux ont simplifié notre tâche. Nous le remercions du grand honneur qu'il nous fait en acceptant la présidence de notre thèse.

Nous saluons avec respect la mémoire de notre maître regretté: M. le Professeur Straus, et nous prions M. le Professeur agrégé Wurtz, qui, avec lui, nous a appris la pathologie expérimentale, de croire à notre vive gratitude.

Que nos maîtres des hôpitaux: MM. Troisier et Tapret veuillent bien agréer nos sincères remerciements pour l'enseignement clinique qu'ils nous ont donné.

Que M. Pupin, secrétaire de la Faculté, M. Tessier, chef de clinique de M. le Professeur Potain, et M. Gaillard, chef du laboratoire de pathologie externe, soient assurés de notre reconnaissance pour le bon accueil qu'ils nous ont toujours réservé.

Nous devons à M. Daireaux, aide-major, et à M. Papillon, ex-interne de M. le Professeur Potain, des remerciements particuliers pour les conseils et les documents qu'ils nous ont donnés au sujet de ce travail.

Enfin, il est un pieux devoir que nous remplissons avec satisfaction : M. Aubeau nous a toujours accueilli avec sympathie, et, en nous enseignant la chirurgie, nous a montré, par l'exemple de son savoir et de son immense bonté, ce que doit être un médecin digne du rôle qui lui est réservé dans la société. Notre désir le plus ardent serait de lui ressembler. Qu'il soit assuré de notre vive admiration et éternelle reconnaissance.

HISTORIQUE

La littérature médicale du siècle dernier parle déjà des palpitations.

« Dans les mémoires pour l'histoire des sciences de Trévoux, nous rapporte Mlle Kaiser dans sa thèse inaugurale, sont publiées trois lettres sur les palpitations, dans lesquelles les auteurs esquissent l'étiologie et essayent de donner non une physiologie pathologique, mais plutôt une série d'hypothèses pouvant expliquer les palpitations.

» Pendant longtemps les mouvements de contraction du cœur ont été mis en cause et l'on a admis que le relèvement de la pointe du cœur et son choc donnaient naissance aux palpitations.

» Gonnin, de Montélimar, montre l'influence des mouvements de l'estomac sur le cœur. « On peut, dit-il, tirer de cette source une multitude de causes de la palpitation sympathique à raison du ventricule, du diaphragme, du médiastin, car on sait que toutes les parties ont connexion avec le cœur par le moyen des nerfs et des ligaments. » Nous verrons plus loin que les rapports de l'estomac avec le cœur sont beaucoup plus compliqués que ne le croyait Gonnin, qu'il s'agit là de réflexes passant par le pneumogastrique et les vaisseaux du poumon.

Voilà déjà de l'étiologie, mais pas encore de définition.

Dans le Dictionnaire des sciences médicales nous trouvons une première définition : Mérat appelle les palpitations « des mouvements désordonnés, spontanés et successifs qui ont lieu dans une partie du corps humain. »

Mais c'est là une définition générale. Aussi distingue-t-il les palpitations du cœur qui sont, dit-il, « des battements de cet organe plus manifestes que dans l'état habituel et incommodes pour le malade qui les éprouve. » Toute la définition vraie se trouve dans cette dernière partie de la phrase : « incommodes pour le malade qui les éprouve. »

Bouillaud donne le nom de palpitations nerveuses à des mouvements tumultueux, forts et fréquents, dont le cœur est quelquefois agité chez des sujets qui ne sont atteints d'aucune lésion matérielle appréciable de cet organe.

Enfin Laënnec, dans son Traité de l'auscultation médiate, nous donne une définition restée classique. Il appelle la palpitation « un battement de cœur sensible et incommode pour le malade, plus fréquent que dans l'état naturel et quelquefois inégal sous les rapports de fréquence et de développement. »

Stokes met en évidence l'action du tabac, du thé, du café, sur le cœur. Mais il semble n'avoir visé que les palpitations liées à des altérations organiques. « Il est, dit il, souvent impossible de déterminer le moment où l'excitation et l'irrégularité de l'action du cœur cessent d'être dues à un trouble fonctionnel pour se rattacher à une dilatation, à une altération anatomique quelconque. »

Lasègue, dans les *Archives générales de médecine* de 1872, pose nettement les caractères fondamentaux des battements du cœur, qu'il importe de considérer, le rythme, l'intensité et la sonorité; il s'élève contre la confusion faite par les meilleurs observateurs des dénominations intermittences, irrégularités, palpitations.

« En 1875, M. Lereboullet et son élève Bories, mettent à profit les données physiologiques de Claude-Bernard, de Marey, de Vulpian, pour faire un essai de classification des altérations du rythme cardiaque et classent les intermittences sous deux chefs : les intermittences nerveuses dues à une excitation directe ou réflexes du plexus cardiaque et les intermittences organiques déterminées par une altération aiguë ou chronique du muscle cardiaque » (Kaiser).

La même année, dans la *France médicale*, Sée publie une série d'articles dans lesquels il donne une classification. Il considère successivement les palpitations d'ordre psychique, les palpitations hystériques, les palpitations hypochondriaques, les palpitations choréiques, les palpitations d'origine cérébro-spinale, les palpitations réflexes, les palpitations physico-dynamiques, les palpitations par lésions vasculaires, les palpitations par lésions cardiaques, les palpitations liées à la maladie de Basedow, les palpitations diathésiques.

En 1884, nous trouvons dans la *Semaine médicale* une clinique de M. le professeur Potain, dans laquelle il fait la séméiologie des palpitations, établit que les palpitations constituent le phénomène le plus constant du nervosisme chez l'homme, et donne une étiologie sur laquelle nous aurons à revenir.

Larcena, en 1891, dans sa thèse inaugurale, sépare nettement les palpitations de la tachycardie. « Que la tachycardie, dit-il, accompagne souvent la palpitation, ou que celle-ci soit liée assez fréquemment à la tachycardie, nous n'avons pas moins affaire à deux états particuliers caractérisés, l'un par la sensation subjective d'augmentation dans la force des contractions cardiaques, l'autre par une accélération notable et constante des battements du cœur.

Mlle Kaiser, dans sa thèse de 1892, arrive aux conclusions suivantes :

1° Les palpitations sont surtout essentielles et sympathiques et ne constituent pas un symptôme d'une lésion organique du cœur.

2° Quand un cardiaque se plaint surtout de palpitations, l'état nerveux est en cause.

Mais les palpitations sont souvent liées à de l'hypertrophie cardiaque; aussi devons-nous donner un aperçu historique de la question. Nous le trouvons en partie dans la thèse d'agrégation de M. Pitres, 1878.

« Les auteurs des premiers traités didactiques sur les maladies du cœur, dit-il, Senac, Corvisart, Kreysig, attribuent aux altérations anatomiques et aux troubles fonctionnels du myocarde une importance tout-à-fait prépondérante.

» Ce qui frappe surtout Senac, ce sont les variations de volume du cœur. Corvisart étudie avec un soin tout particulier l'hypertrophie et la dilatation cardiaque, ou pour parler son langage, l'anévrisme actif et l'anévrisme passif du cœur. Kreysig se préoccupe particulièrement des troubles fonctionnels du muscle cardiaque et cherche à déterminer les altérations qu'y provoque l'inflammation. »

Les travaux de Laennec sur le diagnostic des lésions valvulaires; les rapports du rhumatisme et de l'endocardite établis par Bouillaud entrainent les esprits dans une voie nouvelle, on en vient à grouper toute la pathologie du cœur autour des altérations des valvules et à nier les lésions primitives du myocarde.

Stokes, revenant aux idées de Kreysig, montre l'importance de l'affaiblissement cardiaque dans les lésions valvulaires.

« En même temps, dit M. Pitres, on étudie avec plus de soin les conditions de production de l'hypertrophie et de la dilatation cardiaque à la suite des maladies du poumon, des reins, des vaisseaux, et on reprend l'étude des myocardites aiguës ou chroniques graisseuses ou fibreuses ».

En 1870, Clifford Albutt établit que la fatigue donne de l'hypertrophie et des dilatations qui, une fois constituées, peuvent être l'origine d'altérations valvulaires.

En 1871, Da Costa étudie ces phénomènes dans l'armée : il décrit chez 300 sujets pendant la guerre de Sécession américaine une irritabilité du cœur caractérisée par des palpitations internes et des douleurs précordiales qui, lorsqu'elles se prolongeaient assez longtemps, devenaient la cause directe d'hypertrophie du cœur indépendante de toutes lésions valvulaires.

D'ailleurs Hunter (1836), Nicholson (1839), Mac Léon, Cockes, Treadwell avaient déjà cherché dans l'armée anglaise la raison de la fréquence de ces maladies de cœur chez les soldats et tous s'accordent à la trouver dans l'action continue des exercices musculaires exagérés et dans la gêne apportée à la circulation par les vêtements réglementaires.

Myers rapporte qu'en Prusse il existe un ordre prescrivant qu'en marche le collet doit rester ouvert. Il cite l'exemple suivant : « Dans la campagne de Chine, le 28e régiment, composé d'hommes bien portants et vigoureux, dut escalader des hauteurs aussitôt après son débarquement et encore en grande tenue. La chaleur était intense, un grand nombre nombre d'hommes tombèrent en route et périrent de la forme dite cardiaque du coup de soleil. Au contraire, les 18e, 49e et 55e régiments ne perdirent pas un seul homme ce même jour, bien qu'ils fussent exposés aux mêmes inconvénients, parce que les soldats qui les composaient avaient l'uniforme ouvert et le cou libre ».

Dans les conditions ordinaires de la vie militaire, MM. Myers, Thum, etc., ont eu souvent l'occasion d'observer des palpitations plus ou moins violentes, amenant à leur suite des dilatations et des hypertrophies cardiaques indépendantes de toutes lésions valvulaires primitives et ils n'hésitèrent pas à attribuer ces affections idiopathiques du cœur à la gêne que l'équipement réglementaire apporte à la fonction du cœur en comprimant le thorax et en limitant l'ampliation pulmonaire pendant les exercices.

D'ailleurs, d'une façon générale, dans ces dernières années « on a reconnu, dit encore M. Pitres, qu'on avait abandonné, sans raisons suffisantes, les enseignements de la tradition, que les lésions valvulaires et les obstacles permanents à la circulation n'expliquaient pas toutes les maladies du cœur, et après avoir nié l'existence de l'hypertrophie et de la dilatation cardiaque primitives admises par les anciens on en vient aujourd'hui à reconnaître leur existence. ».

Nous aurons à revenir sur les variations du volume du cœur chez les palpitants, mais dès 1887 M. Foubert, dans sa thèse, aboutit aux conclusions suivantes :

« 1° Le cœur est un organe qui subit des variations passagères.

» 2° Celles-ci sont de deux ordres, augmentation ou diminution.

» 3° Il n'y a qu'un signe certain de la variation de volume du cœur : c'est la variation de l'étendue de la matité.

» 4° Il faut se servir pour l'étude du volume du cœur de la matité donnée par tout l'organe ou grande matité, la proportionnalité absolue n'existant pas entre les variations des deux matités.

» 5° Il n'y a pas de signes qui permettent de reconnaître qu'une augmentation sera passagère. Le plus souvent le symptôme concomitant permet de faire ce diagnostic. »

En 1888, dans la *Semaine médicale*, M. le professeur Potain signale une nouvelle cause d'hypertrophie. Il présente dans son article plusieurs cas d'hypertrophie avec palpitations consécutives et des traumatismes du bras gauche et du creux axillaire.

Enfin, quels sont les rapports des palpitations du conscrit avec l'hypertrophie cardiaque « de croissance » ?

Stokes et Corrigan avaient déjà décrit des palpitations de croissance.

Sée, dans la *Semaine médicale*, 1885, expose sa théorie sur l'hypertrophie de croissance. Il l'a surtout observée chez les jeunes gens qui se plaignaient de palpitations avec tachycardie ou bien d'oppression, pouvant faire penser à un emphysème pulmonaire, ou bien de céphalées identiques à celles que M. Blache a appelées céphalées de croissance. Il décrit trois signes physiques : hypertrophie cardiaque par allongement du cœur, souffle systolique inconstant siégeant au-dessus de la pointe, enfin, mais assez rarement, une arythmie. Il constate que ces troubles cardiaques guérissent spontanément après la vingtième année et que le service militaire, au lieu de les aggraver, les améliore d'une façon souvent remarquable.

M. Ollivier, dans ses leçons cliniques sur les maladies de l'enfance, 1889, insiste sur l'étroitesse de la poitrine des sujets atteints des palpitations de la puberté.

M. Blache, dans la *Revue des maladies de l'enfance*, 1891, parle d'une hypertrophie passagère qui s'efface par le fait seul de l'évolution physiologique.

M. Comby, dans le *Bulletin médical*, 1892, rattache cette hypertrophie au nervosisme.

M. Huchard, au Congrès de médecine de Lyon, 1894, montrait que les palpitations des adolescents peuvent dépendre de causes diverses (tuberculose, dyspepsie, myopie, symphyse cardiaque) et insiste également sur le développement insuffisant de la poitrine : « développez le thorax, dit-il, le cœur se développera moins. »

MM. Potain et Vaquez, dans la *Semaine médicale*, font paraître une étude : « Du cœur chez les jeunes sujets et de la prétendue hypertrophie de croissance. » Ils établissent par la percussion que « le cœur suit, dans son développement, une marche comparable ou parallèle en moyenne à celle de l'augmentation de la taille, du poids et du périmètre thoracique du sujet. » Ils constatent que sous la dépendance du rachitisme le thorax peut être étroit et le cœur relativement volumineux.

Signalons enfin une revue générale de Springer, dans la *Semaine médicale*, 1895, sur la croissance et les cardiopathies, où sont exposées les idées de M. Potain.

M. Gallois, dans le *Bulletin médical* (22 décembre 1897), constate dans de nombreuses observations les troubles fonctionnels décrits par Sée, insiste sur un fait que nous avons pu constater souvent chez le jeune soldat atteint de palpitations, l'étroitesse du thorax chez les jeunes gens atteints de palpitations et ajoute que la cause habituelle de cet arrêt de développement de la poitrine est due à l'obstruction nasopharyngée, comme le savent bien les laryngologistes : « Nous n'irons pas, dit-il, à propos de la thérapeutique, aussi loin que Sée qui faisait en quelque sorte du service militaire un excellent moyen de traitement ».

M. Noël, dans le *Bulletin médical* du 29 décembre 1897, fait une étude des différents types cliniques qui se présentent au conseil de revision et donne des règles de conduite relatives à chacun des cas. Nous aurons à revenir sur ce travail et à en rappeler les conclusions.

SYMPTOMES

Laënnec avait défini la palpitation : « Un battement du cœur sensible et incommode pour le malade, plus fréquent que dans l'état naturel et quelquefois inégal sous les rapports de fréquence et de développement. »

« Sensible et incommode pour le malade, » toute la définition de la palpitation est là. C'est un phénomène essentiellement subjectif, et qui ne peut pas être contrôlé. Tel sujet présentera des battements du cœur intenses, accompagnés ou non de lésions organiques ; quelquefois même avec des battements négatifs et l'immobilité de la pointe, caractéristiques de la symphyse ; il pourra avoir une hypertrophie considérable du cœur et ne pas présenter de « palpitations ». Tel autre sujet viendra se plaindre de palpitations et rien à l'examen le plus attentif ne permettra de contrôler son dire. C'est même presque la règle et M. le professeur Potain raconte souvent que depuis 30 ans il en est encore à chercher une exception. Bien souvent, à la consultation de l'hôpital, comme dans la clientèle privée, comme aussi dans l'exercice de la médecine militaire, on voit des sujets dont le premier mot est de se plaindre de « palpitations » ou de « battements de cœur ». A moins que ces sujets n'aient été antérieurement traités pour une maladie de cœur et qu'ainsi leur attention ait été attirée sur cet organe, ces sujets ont toujours un cœur indemne de toute lésion organique. C'est là le prototype de la palpitation.

Est-ce à dire que chez les jeunes soldats qui, se plaignant de troubles cardiaques, nous ne trouvions jamais que des cœurs absolument normaux, et un organisme toujours régulièrement développé ?

Cœur normal ? Il le sera presque toujours. N'oublions

pas que ces sujets sont déjà passés devant le conseil de revision et que par conséquent, à moins d'endocardite survenue depuis leur incorporation, nous ne devons pas rencontrer de lésions valvulaires. Mais nous pourrons être amenés à constater des variations passagères ou persistantes du volume du cœur.

Organisme normal ? Non. Nous trouverons toujours, soit dans l'habitus extérieur, soit dans la conformation de l'individu, soit dans le système nerveux, des modifications anatomiques ou physiologiques qui nous permettront de reconstituer le mécanisme pathogénique de la palpitation.

Ce sont ces différentes modifications du cœur et de l'organisme, compatibles cependant avec une apparence d'aptitude au service actif (aptitude qui en a imposé au conseil de revision) que nous allons successivement étudier.

Le cœur du jeune soldat.

Nous ne rappellerons pas ici tout ce qui a été écrit sur le volume du cœur normal chez l'adulte. Rappelons seulement que la formule ancienne qui rapprochait le volume du cœur de celui du poing du sujet n'est pas absolument fausse. Dans ses nombreuses recherches à l'école de Joinville-le-Pont, M. le Professeur Potain avait constaté que le volume du cœur, indemne de toute lésion, pouvait être sensiblement augmenté chez le sujet à musculature très développée. La surface de matité du cœur, délimitée par la percussion, faite suivant les principes établis par le Maître, doit être chez l'adulte sain de 0,86 à 0,90 centimètres carrés. Chez quelques-uns des moniteurs de l'école de Joinville-le-Pont très fortement musclés, M. Potain a pu constater des surfaces de matité notablement supérieures à 100 centimètres carrés et ces sujets ne présentaient aucun trouble fonctionnel. Il y avait chez eux sans doute une hypertrophie du cœur, mais une hypertrophie correspondante à celle de tout le système musculaire. Ce sont là des exemples d'hypertrophie du cœur sans lésions et sans palpitations.

D'une façon générale ce qui semble résulter d'une quantité considérable d'observations, recueillies non seulement par nous, mais aussi par plusieurs de nos maîtres dans les hôpitaux de Paris, c'est que ce ne sont pas toujours les gros cœurs qui palpitent mais le plus souvent les cœurs normaux et les petits cœurs.

Bien plus, certains cœurs peuvent présenter des troubles passagers sous l'influence de réflexes d'origines variables et ordinairement à point de départ gastro-hépatique ou intestinal (Potain). Dans quelques cas le même cœur peut réagir de deux façons différentes sous l'influence d'une même excitation : tantôt il palpitera en conservant son volume normal, tantôt il se dilatera (dilatation du cœur droit d'origine réflexe) et le malade éprouvera de l'oppression sans palpitations.

Nous donnerons ici une observation brièvement résumée d'un de ces cas, que nous devons à l'obligeance de M. Papillon.

Observation I

R..., 40 ans, infirmier.

Hérédité névropathique (mère et une sœur), et tuberculeuse (père mort à 25 ans de tuberculose pulmonaire).

Dyspeptique depuis son enfance. Grand fumeur. Pas d'excès alcoolique ni vénérien. P. A. à l'état normal = 17 1/2 à 18. Surface de matité du cœur à jeun = 0,90 centimètres carrés.

Depuis plusieurs années R... observe que l'ingestion de lait lui donne, soit de l'oppression après le repas, quand il est pris comme boisson en mangeant, soit des palpitations, quand il le boit à jeun sans aucun aliment solide.

Une après-midi, à 6 heures 1/4, soit 1/4 d'heure après la fin d'un repas peu copieux dans lequel R... avait bu un demi-litre de lait environ, il est pris d'un accès d'oppression assez intense. Le matin même la P. A. égalait 17 1/2. A ce moment elle est tombée à 15 : la pointe du cœur est en dehors de la verticale mamelonnaire ; l'oreillette droite déborde le sternum de 1 centimètre 1/2 ; la surface de matité du cœur = 102 centimètres carrés ; le claquement de l'artère pulmonaire est accentué.

Le lendemain tout est rentré dans l'ordre. Quelques jours après, le malade ayant reçu 1/4 de litre de lait en remplacement de la soupe du matin, ressent, au bout de cinq minutes, un violent accès de palpitations. Le pouls = 84, la

P. A. = 16. La surface de matité du cœur = 0.86 centimètres carrés. L'accès de palpitation dure environ 1/4 d'heure et est calmé par une application chaude sur la région précordiale.

Cette observation est intéressante à deux titres distincts. D'abord au point de vue de l'étiologie réflexe : L'excès est manifestement dû à un réflexe à point de départ gastrique.

Ensuite elle nous montre aussi que l'abaissement de la P. A. dont nous verrons plus loin l'importance considérable dans le mécanisme de la palpitation ne suffit pas à la produire, et qu'à cette condition hydraulique doit s'ajouter une perturbation nerveuse.

Nous pourrons donc chez un sujet atteint de palpitations — mais en dehors des accès — constater une dilatation passagère du cœur droit. Ces deux ordres de phénomènes pourront être dus à un même mécanisme réflexe, à point de départ gastrique. Mais

a) tantôt le réflexe agira sur le grand sympathique vasomoteur des capillaires pulmonaires, qui élèvera la tension dans ceux-ci : d'où, dilatation du cœur droit ;

b) tantôt il agira sur les nerfs du cœur et peut-être plus particulièrement sur des nerfs de sensibilité inconsciente, qui semblent exister dans le cœur bien qu'on n'ait pas encore pu les isoler, ainsi que sur les nerfs sensitifs de la paroi précordiale : d'où, palpitations.

A côté de ces dilatations passagères qui ne portent que sur le cœur droit, on peut observer chez les jeunes soldats des dilatations cardiaques totales analogues à celles que Tessier de Lyon a décrites sous le nom de « cœur surmené des coureurs ».

Ces dilatations répétées à intervalles rapprochés entraînent fatalement l'hypertrophie. On l'observera donc chez le soldat, chez la recrue insuffisamment entraînée, chez les hommes des levées en masse soumis trop rapidement, sans entraînement, à un surmenage excessif.

C'est cette hypertrophie que Da Costa a si bien étudiée dans la guerre de Sécession américaine.

Ces hypertrophies cardiaques ne s'accompagnent pas fatalement de palpitations, mais au surmenage s'ajoutent souvent l'anémie et le nervosisme qui, comme nous le verrons plus loin, constituent par leur association la pathogénie la plus fréquente des palpitations.

Le surmenage produit l'hypertrophie, l'alimentation insuffisante entraîne l'anémie, la surexcitation nerveuse si intense, surtout chez le vaincu, s'associant à cette anémie, produira la palpitation.

Nous venons de voir deux variétés de sujets chez lesquels les palpitations peuvent coexister avec l'augmentation de volume du cœur. Comme nous l'avons déjà dit, il n'y a souvent là qu'une simple coïncidence due, il est vrai, à des causes communes. Mais la palpitation peut s'observer et s'observe le plus souvent chez des sujets à cœur normal. C'est elle que nous rencontrons dans l'immense majorité des cas chez les jeunes soldats, maintenant que l'entraînement progressif et la gymnastique raisonnée les mettent à l'abri, non pas de tout surmenage, mais d'un surmenage assez excessif pour produire l'hypertrophie du cœur.

Enfin, nous observons des petits cœurs et, disons-le, en passant, ce sont eux qui, chez les sujets atteints de palpitations, peuvent, par la coexistence de bruits de souffles, faire croire à la présence d'une lésion cardiaque. Comme l'a montré depuis longtemps M. le professeur Potain, ce sont surtout ces petits cœurs et les petits cœurs nerveux qui produisent les souffles cardio-pulmonaires les plus intenses. Palpitations et bruits de souffles au cœur : il n'en faudrait pas plus pour en imposer à un observateur superficiel, et bien souvent nous retrouvons dans les hopitaux civils des hommes réformés jadis pour « hypertrophie du cœur » et qui n'avaient que des palpitations et des bruits cardio-pulmonaires.

L'organisme des palpitants

Nous n'insisterons pas sur les prédispositions aux palpitations. Rappelons seulement qu'il y a des prédispositions héréditaires de deux ordres.

Hérédité nerveuse : Hystérie, épilepsie, maladie de Basedow.

Hérédité cardiaque : Rétrécissement mitral pur le plus souvent.

Nous résumons, ci-dessous, deux observations qui sont des exemples de chacune de ces deux variétés.

Observation II

G..., n° m^le 7456, menuisier, 23 ans.

Père, menuisier, 50 ans, bien portant.

Mère, 52 ans ; marchande de vins ; douleurs rhumatismales ; dispepsie, *épilepsie* : attaque tous les 15 jours.

Il y a deux ans, maladie de poitrine indéterminée qui aurait duré 5 mois.

Début des palpitations, quelque temps après la guérison de cette maladie ; elles n'ont pas empêché le malade de continuer son métier. 15 jours après l'arrivée au corps, les palpitations deviennent plus fortes et rendent le malade incapable de se livrer à tout exercice violent. G... termine néanmoins ses classes tant bien que mal, puis reprend au régiment son métier de menuisier, qui ne provoque chez lui que de légers accès très supportables.

Taille : 1 mètre 60. Périmètre thoracique 0.91.

Cyphose professionnelle, bras longs, maxillaire inférieur très développé ; lobule de l'oreille adhérent.

Cœur bat dans le sixième espace intercostal, un peu en dehors du mamelon. Premier bruit un peu prolongé à la pointe sans souffle. Matité précordiale = 104^cq. P. A. = 17 1/2 Pouls = 84, régulier.

Dyspepsie flatulente sans dilatation d'estomac.

Observation III

R..., n° matricule 6351, menuisier, 23 ans.

Grand-père maternel, rhumatisant, *cardiaque*, mort à 56 ans en asystolie.

Père bien portant.

Mère rhumatisante, *cardiaque*.

Convulsions à 4 ans.

Légère attaque de rhumatisme dans un genou à 15 ans, 15 jours de lit.

A 20 ans, attaque de grippe avec température assez élevée, 10 jours de lit.

Mais les palpitations apparurent à cette époque et prolongèrent la convalescence, le malade resta deux mois sans travailler. Depuis, tout effort provoquait des palpitations.

Cependant il faisait son travail de menuisier sans trop de peine.

Arrivé au régiment en 1896, au bout de deux mois, embarras gastrique fébrile, il reste un mois à l'hôpital et un mois en convalescence ; revenu au corps, de violentes palpitations l'empêchent de faire aucun exercice militaire. Il est employé comme menuisier.

Taille 1 mètre 61. Périmètre thoracique 0.82.

Cyphose professionnelle. Voûte palatine ogivale, narine gauche obstruée, asymétrie crânienne.

Pointe bat dans le cinquième espace intercostal, immédiatement au-dessous du mamelon, pas de voussure précordiale. Matité précordiale = 90^{cq}. P.A = 17.

Pouls = 82, régulier.

Bruits du cœur normaux.

Pas de signes de tuberculose.

Pas de dyspepsie.

Les palpitations diathésiques ont été maintes fois étudiées. Bouillaud a décrit des palpitations rhumatismales. Il est vrai qu'elles peuvent tenir à l'hypoglobulie qu'entraîne le rhumatisme articulaire aigu aussi bien qu'à l'endocardite qui l'accompagne presque toujours. Sée nous parle des palpitations dans le cancer, dans la goutte, et, à ce propos, dit : « On sait que le fait le plus constant dans la goutte est l'uricémie qui se produit dans les accès.... Il est certain que chez les goutteux, lorsqu'on vient à supprimer un accès, le sang reçoit subitement une certaine quantité d'acide urique et il est fort possible que le système nerveux soit troublé par cette modification subite de la composition du sang. Ainsi, dans la goutte, il est possible d'admettre des palpitations indépendantes d'une lésion cardiaque. »

Hirtz connaissait déjà les palpitations du début de la tuberculose. « Quand un malade, disait-il, se plaint de palpitations, examinez la poitrine ; quand il se plaint de gêne de la respiration, examinez le cœur. » Sée, M. Potain et bien d'autres encore depuis ont reconnu la fréquence de ce symptôme admis aujourd'hui par tous. « Ces tuberculoses, dit Sée, sont presque toujours insidieuses, et à un moment donné prennent une marche galopante. C'est surtout chez les malades dont les lésions sont très peu avancées que l'on observe les accélérations du pouls, sans élévation notable de la température. »

Il y aura lieu de recourir chez ces sujets aux procédés de diagnostic précoce de la tuberculose. Examen de la pression artérielle, pouls de Wels.

Nous rappellerons également à ce propos les services que peut rendre l'examen des liquides de l'économie, au point de vue de la présence du bacille de Koch. Aubeau a pu, par l'examen du sperme, diagnostiquer des tuberculoses des testicules, qu'aucun signe clinique ne révélait. (Communication au 3e Congrès de la tuberculose, 1893).

« Les palpitations des tuberculeux, dit Courtois-Suffit (Manuel de médecine de Debove et Achard, tome II), constituent parfois le signe le plus pénible et celui sur lequel les malades attirent le plus volontiers l'attention. »

M. Fournier a décrit des palpitations syphilitiques, on peut les observer dès la période d'anémie du début de la syphilis.

Malformation thoracique.

En 1865, Sottas traite des hypertrophies du cœur qui s'observent à la suite des déviations de la colonne vertébrale et des déformations de la poitrine qui en sont la conséquence. « L'augmentation du volume du cœur, dit-il, s'observe surtout dans les déviations latérales (scoliose) de la colonne vertébrale et particulièrement dans celles dont la convexité est dirigée à droite ; plus le poumon est gêné dans son développement et dans son ampliation, plus il y a de chances pour que le volume du cœur soit augmenté. Cette augmentation de volume résulte presque toujours d'une dilatation des cavités droites, le cœur gauche est habituellement sain ».

Il n'y a pas besoin de scoliose pour produire une déformation thoracique, cause de palpitations. Ouvrons au hasard le registre médical d'incorporation du 82e régiment d'infanterie ; nous trouvons trois hommes acceptés par le conseil de revision et qui n'ont pas été réformés à leur arrivée au corps.

Observation IV

P. H. (N° M^le 6299). Taille = 1 m. 67. Périmètre thoracique = 0.83. Bon pour le service. « Palpitations ».

Observation V

L. A. (N° M^le 6554). Taille = 1 m. 65. Périmètre thoracique = 0,75. Bon pour le service. « Palpitations ».

Observation VI

G. (N° M^le 8268). Taille 1 m 70. Périmètre thoracique = 0.81. Bon pour le service. « Palpitations ».

Et chez ces trois hommes nous notons un périmètre thoracique inférieur à ce qu'il devrait être chez le conscrit sain (demi-taille plus deux centimètres).

Au contraire dans le même registre nous trouvons :

Observation VII

B. (N° M^le 6251. Taille 1 m. 63. Périmètre thoracique = 0.85. Réformé cinq jours après son arrivée au corps pour lésion valvulaire du cœur.

Cet homme s'était plaint de son cœur. Il avait un périmètre thoracique plus que suffisant et cependant il dut être réformé. C'était un sujet à palpitations *organiques*, c'est-à-dire en dehors de notre sujet.

D'ailleurs cette notion de l'étroitesse du thorax chez les sujets atteints de palpitations n'est pas nouvelle : Sée pensait qu'il pouvait en être ainsi dans quelques cas, mais les nombreuses observations faites par Ollivier, Huchard, Noël, Gallois et tant d'autres prouvent qu'on rencontre cette malformation chez presque tous.

« Ce qui frappe, à première vue, c'est la disproportion entre la partie inférieure du corps et le thorax ; on dirait d'une construction dont le rez-de-chaussée est fini tandis que l'étage supérieur n'est pas terminé. Cette impression est du reste confirmée par la mensuration du thorax qui démontre son insuffisance par rapport à la taille. » (Noël).

« La maladie, dit M. Gallois, est surtout fréquente dans le sexe masculin. Le jeune homme qui atteint la puberté, présente, comme un des caractères sexuels accessoires, un développement notable des épaules et du thorax qui ne se rencontre pas dans le sexe féminin. Le jeune homme dont le thorax reste étroit à ce moment en sera plus gêné que la jeune fille. Les tables dressées par MM. Potain et Vaquez montrent bien cet accroissement rapide du périmètre thoracique chez les jeunes gens sains au moment de la puberté. A 6 ans il est de 54 centimètres, à 12 ans il est de 63 centimètres, soit un accroissement de 9 centimètres... De 12 à 17 ans, il passe de 63 centimètres à 82 centimètres, soit en 5 ans un accroissement de 19 centimètres, c'est-à-dire un accroissement double.

» Dans cette même période de la puberté l'accroissement de la taille est, au contraire, assez régulier. De 6 à 12 ans, elle passe de 1 m. 05 à 1 m. 31. De 12 à 17 ans elle passe de 1 m. 31 à 1 m. 60. »

« Or, d'après les tables de MM. Potain et Vaquez, l'accroissement de la matité précordiale au moment de la puberté s'accuse également d'une façon notable. A 6 ans, elle est de 40 cmq. ; à 12 ans, de 52 cmq. ; à 17 ans de 78 cmq. »

Beaucoup de ces sujets adultes et sains, en apparence, mais à périmètre thoracique étroit, semblent devoir cet arrêt de développement de la cage thoracique à un obstacle des voies respiratoires ; et généralement, comme l'ont signalé Gallois, Lermoyez et beaucoup de laryngologistes, à des végétations adénoïdes.

Et en effet, chez beaucoup de jeunes soldats atteints de palpitations que nous avons pu observer dans la garnison de Paris, on constate de l'hypertrophie amygdalienne, associée ou non à des végétations adénoïdes.

Observation VIII

M... (N° Mle 8202), perruquier.

Père mort, à 42 ans, de tuberculose pulmonaire.

Mère 45 ans, dyspeptique.

A marché à deux ans, coqueluche à 8 ans, quelques bronchites légères. Taille, 1 m. 71. Périmètre thoracique 0,79, facies adénoïdien, voûte palatine ogivale, narines obstruées hypertrophie des amygdales, *végétations adénoïdes.*

Palpitations depuis l'âge de 16 ans; depuis elles n'ont fait qu'augmenter et ont interdit tout exercice militaire. M... a été successivement classé parmi les « malingres », exempt de service, envoyé à l'hôpital de Vincennes, où il est actuellement, pour être opéré de ses végétations adénoïdes. Rien de particulier à l'auscultation du cœur et des poumons. Matité précordiale = 88^{cq}, P. A. = 15, Pouls = 90, régulier.

Nous aurons à tirer de ces cas des conséquences pratiques et thérapeutiques. Mais dès maintenant nous pouvons faire pressentir les services que pourront rendre la gymnastique et tous les exercices physiques ayant pour but le développement de la cage thoracique.

Sée avait déjà signalé que des palpitations peuvent être guéries en certains cas par la gymnastique. Gallois cite à ce propos une observation que nous résumerons puisqu'elle a été prise dans le milieu militaire.

Observaton IX

Un collégien se prépare à Saint-Cyr. Le conseil de revision voulait le réformer pour étroitesse du thorax et pour une tachycardie avec battements du cœur violents. L'un de nous lui fit un certificat concluant à une hypertrophie de croissance et fit valoir que, d'après les opinions de G. Sée, l'état de son cœur ne l'empêcherait pas de faire son service militaire, et que même la vie active pourrait améliorer ses troubles cardiaques. Comme le père était officier, il put obtenir que son fils fût admis. Reçu à St-Cyr, le jeune homme put faire sa première année sans être trop gêné par ses palpitations. A la fin de cette première année, son rang lui permit d'opter pour la cavalerie. Mais ces exercices, plus violents que ceux qu'il avait eu à faire dans sa première année, furent mal supportés. On dut lui accorder un congé assez long. On lui permit l'année suivante de refaire sa seconde année de St-Cyr, mais à condition de se faire inscrire dans l'infanterie. Il put refaire ainsi cette seconde année sans encombre et il est actuellement un officier aussi résistant qu'un autre à la fatigue.

Il n'y a pas eu à proprement parler de direction dans

la suite des exercices, mais nous voyons dans ce cas l'organisme accepter et même tirer profit d'une certaine dose de fatigue et refuser des efforts plus considérables.

La progression dans les exercices physiques est donc une chose importante.

D'ailleurs M. Richard, dans son Cours d'hygiène militaire, nous apprend qu'à Joinville-le-Pont, après 5 mois d'exercices, sur 420 élèves, le périmètre thoracique a été augmenté sur 75 pour cent, est resté stationnaire sur 17 pour cent, et a diminué sur le reste ; enfin qu'en Allemagne les mêmes constatations ont été faites.

Le système nerveux des palpitants

Il est une variété de palpitations manifestement dues à des troubles névritiques par propagation : Tels sont les cas de palpitations accompagnées d'hypertrophie succédant à des traumatismes du plexus brachial ou de ses branches brachiales ou axillaires cités par MM. Verneuil et Potain.

Nous résumerons deux de leurs observations prises sur d'anciens soldats.

Observation X

Homme blessé en 1870. — Amputation du bras gauche : deux ans après apparaissent des palpitations. M. Verneuil trouve un névrome du nerf médian et l'opère, les troubles cardiaques s'amendent. Quelques années après ils reparaissent. Le malade rentre dans le service de M. Potain, qui lui trouve de l'hypertrophie du cœur, et le traite avec succès par la galvanisation du plexus brachial.

Observation XI

Homme blessé en 1870. — Aisselle perforée. Guérison avec adhérences périarticulaires. Traitement de cette fausse ankylose par des tractions. A la suite de ce traitement, douleurs dans l'aisselle, dans la région du cubital et dans la région précordiale. Hypertrophie : la matité précordiale s'étend, dans le sens vertical, de 11 centimètres, dans le sens transversal de 12 centimètres. Ce malade est traité et guéri par le bromure de potassium.

Nous trouvons dans le registre des observations de M. Aubeau (année 1892) l'observation suivante :

Observation XII

T..., 47 ans, agent d'assurances. Blessé en 1870 et amputé de la jambe droite et de l'avant-bras gauche.

Se présente à la consultation pour une hydrocèle vaginale... Faciès pâle, se plaint de palpitations intenses.

Est opéré par ponction suivie d'injection iodée.

Huit jours après, le malade revient pour montrer le résultat de l'opération... Il se plaint alors d'une douleur qu'il ressent depuis deux mois au niveau de l'angle interne de la cicatrice de son moignon brachial. On essaie la pommade mercurielle sans résultat. Enfin on intervient par un débridement ; il s'écoule un peu de pus.

Un mois après, l'état général du malade s'est notablement amélioré. La plaie n'est pas encore complètement cicatrisée mais le malade a repris ses courses et ne se sent plus fatigué.

Les palpitations n'avaient évidemment aucun rapport avec l'hydrocèle et tenaient à de la compression ou à l'irritation du nerf cubital par une petite collection purulente.

Il semble dans ce cas que la névrite se soit propagée du plexus brachial au plexus cardiaque, suivant une marche inverse de ce que l'on observe dans l'angor pectoris, où les troubles nerveux se propagent du plexus cardiaque au plexus brachial. L'étude de l'angor pectoris semble indiquer que de tous les nerfs du bras celui qui a le plus de rapports avec le plexus cardiaque, c'est le cubital ; de même ce sont principalement les névrites du cubital (amputation des deux derniers doigts de la main. Observation de M. Papillon), amputation du bras gauche donnant des sensations de fourmillement dans le petit doigt.

Par quel mécanisme se produisent ces phénomènes. C'est ce que M. Potain nous explique : « Le réflexe partant du plexus brachial détermine du côté du cœur une diminution de résistance du côté de sa paroi, il est comme retenu pendant la diastole qui est alors le temps prédominant de la révolution cardiaque ; le cœur se distend, mais en même temps il s'hypertrophie, car l'effort nécessaire pour mettre en mouvement une certaine quantité de liquide est d'autant plus considérable que celui-ci s'étend davantage en surface. »

Les palpitations nous semblent s'expliquer par la propagation de la névrite au plexus cardiaque qui déterminerait des troubles subjectifs, une sensation pénible analogue à celles de la névrite du moignon des amputés, qui procure au sujet des sensations subjectives parfois très pénibles et qu'il localise à l'extrémité du membre amputé.

A côté de ces palpitations d'origine névritique, il y a des palpitations qui semblent être uniquement sous la dépendance du système cérébro-bulbaire ; telles, celles que nous pourrions appeler : par suggestion : maladie de cœur des étudiants en médecine décrite à Edimbourg ; hypertrophie légendaire dont se croient atteints certaines gens qui, après une course un peu vive, ressentent des palpitations.

G. Sée avait cru pouvoir admettre des palpitations dues à l'anémie du bulbe. « L'excitation vive, dit-il, produit la pâleur de la face, il doit en être de même au bulbe, ce qui expliquerait la paralysation du nerf vague qui en émane. » Il nous paraît difficile d'admettre cette explication : nous ne voyons pas pourquoi l'anémie bulbaire se localiserait aux noyaux des nerfs vagues et n'atteindrait pas les autres noyaux bulbaires (facial, auditif, glosso-pharyngien, etc...)

Reste à étudier toute une variété de palpitations dont nous avons fait pressentir l'importance, quand nous avons étudié les perturbations cardiaques d'origine réflexe.

Nous croyons inutile de rappeler ici les travaux de M. le professeur Potain sur les dilatations du cœur droit consécutives au spasme des capillaires pulmonaires sous l'influence des réflexes à point de départ gastro-hépatique Potain) ou bien à point de départ intestinal (Teissier, de Lyon).

Nous rappellerons d'ailleurs ce que nous avons dit plus haut ; à savoir que ces réflexes peuvent agir :

Tantôt sur le grand sympathique, vaso-moteur des capillaires pulmonaires. C'est le mécanisme étudié par M. le professeur Potain :

Tantôt sur les nerfs du cœur en y procurant au sujet des sensations anormales, c'est-à-dire des palpitations. C'est ainsi que s'expliqueront les cas de nombreuses palpitations consécutives à de l'irritation gastrique, palpitations des dyspeptiques, dont nous publions l'exemple suivant :

Observation XIII

S. (N° Mle 8333), 21 ans, employé de commerce.
Père mort à 68 ans ; cardiaque, diabétique.
Mère vivante, 50 ans ; *dyspeptique*, facilement irritable.
A l'âge de 7 ans, maladie de poitrine indéterminée qui a duré 2 mois. A 19 ans, bronchite qui a duré 1 mois.
A la suite de cette bronchite, s'est développée une *dyspepsie intense* : Depuis ce temps le malade ne peut presque se nourrir que de lait. Outre la gastralgie extrêmement douloureuse qui accompagne la digestion, se manifestent des palpitations qui durent un quart d'heure environ et sont très pénibles. Le malade les ressent surtout quand il essaie d'abandonner son régime lacté pour prendre quelques aliments solides.
Dilatation de l'estomac très manifeste.
Bruits du cœur normaux. Matité précordiale = 92cq, P. A. = 15
Pouls = 100.
Rien dans la poitrine.

Palpitations dues aux irritants gastriques : Vin (Potain); Thé, café et tabac (Stokes). Sulfate de quinine à dose toxique, opium, digitale (Courtois-Suffit). Lait (Observation (I) de Papillon). Antipyrine.

On a signalé des palpitations consécutives à des réflexes intestinaux. Coliques (Freidreich). tænias (Andral).

Tessier, de Lyon, a également signalé des palpitations dans les affections du rein droit et cette préférence pour le rein droit s'explique par son mode d'innervation par des filets du pneumo-gastrique

Ce qui fait la difficulté du diagnostic de ces cas, c'est que ces affections, qui sont le point de départ du réflexe, ne sont en général pas douloureuses.

Le grand sympathique sert le plus souvent de voie centripète car, quand la voie centripète est un nerf sensible, le réflexe est d'autant plus faible que la douleur est plus vive. Exemple. L'irritation gastrique répétée produit la gastralgie et un réflexe cardio-pulmonaire d'intensité inverse. (Potain) (1).

Pression artérielle et palpitations

Les palpitations peuvent-elles exister chez des sujets à pression artérielle élevée ?

La possibilité des palpitations chez les Brightiques semblerait pouvoir le démontrer.

Mais cette existence est douteuse; les troubles cardiaques pénibles du brightisme ne sont pas en général des palpitations vraies, puisqu'elles s'accompagnent de modifications notables du rythme et de la circulation.

La diminution de résistance opposée au cœur peut produire, comme l'a établi Marey : 1° la Tachycardie, 2° des palpitations, 3° des palpitations et de la tachycardie. Aussi, toutes les causes d'abaissement de la pression artérielle pourront-elles produire des palpitations. Nous les trouverons au début et à la période d'invasion des infections : fièvre typhoïde, grippe (Potain); au début de l'infection tuberculeuse (Papillon) ; dans l'hypoglobulie du rhumatisme avec abaissement de la pression artérielle ; dans les dyspepsies avec abaissement de la pression artérielle ; dans les excès du coït (Papillon) ; surtout si à ces causes de dépression artérielle vient s'ajouter une cause de dépression nerveuse (intoxication).

(1) On sait en effet qu'une irritation donnée produit une quantité donnée de souffrance, consciente (douleur) ou inconsciente (réflexe).

Si la souffrance est totalement consciente, la douleur est vive, mais il y a peu de réflexe.

Si la souffrance est minime et par conséquent presque inconsciente, le réflexe est violent et le malade en méconnait presque l'origine.

En parallèle de ce qui se produit dans la gastralgie, nous pouvons noter ce qui se passe dans les cystites. Certains malades éprouvent des douleurs vives au col de la vessie et rien à l'extrémité de la verge ; chez d'autres, c'est le contraire.

D'une façon générale, on peut dire qu'il est une condition qui favorise considérablement l'apparition des palpitations, mais qui, comme nous l'avons dit plus haut, ne suffit pas à les produire, et peut d'ailleurs manquer chez les palpitants : nous voulons parler de la diminution de résistance au travail du cœur, que produit l'abaissement de la pression artérielle.

Ce n'est là qu'une cause adjuvante qui ne peut suffire à produire la palpitation en l'absence de troubles du système nerveux cardiaque. C'est pourquoi il est si rare d'observer des palpitations dans la dépression artérielle des cachectiques et dans les abaissements passagers de la pression coïncidant avec les dilatations du cœur droit d'origine réflexe, ainsi que cela résulte des travaux de MM. Potain et Papillon.

En revanche, il est deux cas d'affaiblissement de la pression artérielle, mis en relief par M. Papillon et qui s'accompagnent en général d'un certain degré d'éréthisme nerveux associé souvent à des palpitations. Nous avons en vue ici les palpitations du début de la tuberculose et les palpitations dues aux fatigues génitales.

Les palpitations du début de la tuberculose ont été signalées déjà depuis longtemps. Hirtz disait : « Quand un malade se plaint de palpitations, examinez la poitrine ; quand il se plaint de gêne de la respiration, examinez le cœur. » Bien d'autres depuis les ont observées et décrites ; elles sont aujourd'hui universellement connues.

Observation XIV

D. (N° Mle 7404) 22 ans, coupeur en chaussures. Taille, 1m76. Périmètre thoracique, 83 cent.

Père mort, à 30 ans, de *tuberculose pulmonaire*.

Mère ; 42 ans ; dyspeptique.

D. a eu la gourme jusqu'à 7 ans. Pas de convulsions. Rougeole, scarlatine, bronchite répétée, *pleurésie droite* il y a deux ans.

Arrivé au corps en novembre 1897. Un mois après, bronchite qui a duré 50 jours. Prédominance des râles aux sommets, disparus les derniers.

Actuellement, craquements au sommet gauche en arrière.

Se plaint de palpitations qui ont débuté il y a deux ans, pendant la convalescence de la pleurésie. Depuis l'arrivée au corps ses palpitations ont augmenté, elles aboutissent quelquefois à la syncope : tout effort violent est impossible au malade.

Pas de voussure précordiale. Pointe du cœur bat dans le 6e espace intercostal un peu en dedans de la ligne mamelonnaire. Matité précordiale = 100cq, P. A. = 14, pouls = 88, régulier. Bruits du cœur normaux.

Il est à remarquer que cet individu a un périmètre thoracique inférieur de 0 m. 05 cent. à la normale et que là pourrait être la cause de ces palpitations. Mais son hérédité tuberculeuse, sa pleurésie et les signes stéthoscopiques de son sommet gauche en font bien plutôt un palpitant emphysémateux.

L'autre cause de l'abaissement notable de la pression artérielle a été signalée pour la première fois par M. Papillon, au cours des recherches sur la pression artérielle au début de la tuberculose et sur les différentes causes d'hypotension qui pourraient induire en erreur ; il s'agit des fatigues génitales. M. Papillon a bien voulu nous communiquer les résultats de ces travaux encore en partie inédits.

Une série de recherches faites sur des sujets jeunes absolument bien portants a abouti aux conclusions suivantes :

L'acte génital, surtout répété à intervalles rapprochés, détermine, dès que la période d'excitation est passée, un abaissement de la pression artérielle qui peut atteindre 2 à 3 centimètres de mercure, arrive à ce maximum de 12 à 18 heures après l'acte, et ne revient à la normale que 30 à 40 heures après.

La pollution nocturne a des effets plus marqués encore : un malade observé dans le service de M. le professeur Potain (salle Brouillard, n° 10), en décembre et janvier derniers, présentait certains matins une P. A. qui, de la normale 15, était tombée à 10 ou 11 centimètres de mercure. L'enquête établit que, pendant les nuits précédant ces moments de dépression, le malade avait eu des pollutions nocturnes répétées. Le maximum de l'effet — et c'est un détail qui nous intéresse à notre point de vue particulier — fut observé le lendemain d'une sortie de quelques heures où le malade, qui était à l'hôpital depuis plus de deux mois, s'était fatigué par une marche cependant courte et avait avant de rentrer à l'hôpital absorbé quelques boissons alcooliques.

Cette dernière circonstance est fréquemment observée dans l'armée, surtout pendant les périodes de manœuvres. L'homme arrivant à l'étape après une marche un peu fatigante (mais sans avoir atteint le surmenage) reçoit un bon accueil chez l'habitant il est abreuvé d'alcool. La nuit suivante il éprouve des pollutions. Le fait se reproduit à des intervalles rapprochés pendant la période des manœuvres; il se reproduit encore à la libération de la classe ou des réservistes, qui comme on le sait, suit immédiatement la fin des manœuvres ; et quelques jours après — c'est ce qui résulte des observations de M. Papillon — l'homme se présente à la consultation d'un hôpital civil se plaignant de violents accès de palpitations qui ont débuté pendant la période des manœuvres.

Intoxications

Il existe des palpitations d'origine toxique. Elles se manifestent surtout si l'excitation hyperesthésiante vient s'ajouter à une cause de dépression artérielle.

Un grand nombre d'ingesta (alcool, tabac, etc.), que nous avons cités comme irritants gastriques, ont été également considérés comme toxiques et capables de produire à ce titre des palpitations.

Elles se rencontrent également dans un syndrôme clinique presque exclusivement militaire et que l'on appelle « le coup de chaleur. »

Nous donnons l'observation suivante d'un palpitant, alcoolique héréditaire :

Observation XV.

L... (N° m[le] 7903), 22 ans, maçon. Mère morte à 42 ans dans une attaque de « delirium tremens ». Buvait depuis longtemps des quantités considérables de « rhum ».

Père vivant, 56 ans. Marchand de vins. Egalement grand buveur. Dyspeptique.

Rougeole. Scarlatine. Grippe il y a 5 ans. Bronchite il y a deux ans.

Les palpitations ont débuté à la suite de la grippe, ont surtout augmenté depuis un an.

Taille, 1 mètre 57. Périmètre thoracique, 0 mètre 82.

Bruits du cœur normaux. Matité précordiale = 96^{cq}, P.A. = 17
Pouls = 84, régulier.

Rien à noter à l'auscultation des poumons.

DIAGNOSTIC DIFFÉRENTIEL

« Que la tachycardie, dit Larcena, accompagne souvent la palpitation ou que celle-ci soit liée assez fréquemment à la tachycardie, nous n'en avons pas moins affaire à deux états particuliers caractérisés, l'un par la sensation subjective d'augmentation dans la force des contractions cardiaques, l'autre par une accélération notable et constante des battements du cœur. »

Huchard a décrit chez les hystériques de fausses palpitations tenant à une hypéresthésie de la paroi thoracique sur laquelle les battements de cœur sont douloureux.

Sée a décrit également de fausses palpitations caractérisées par des sensations douloureuses perçues au niveau de la région précordiale et dues aux frémissements des muscles de la paroi thoracique antérieure. Ajoutons qu'elles sont souvent associées à la névralgie intercostale.

Les palpitations de la maladie de Basedow, peuvent même dans ses formes frustes être diagnostiquées par des symptômes concomitants.

Il en est de même des palpitations du coup de chaleur dans lequel le coma est précédé d'une période d'excitation et d'éréthisme. L'occasion et la marche des accidents suffira à établir le diagnostic.

La palpitation vraie peut coexister avec les syndromes d'Huchard, de G. Sée, de Basedow dont nous venons de parler, mais elle n'est alors qu'un épiphénomène qui peut être un symptôme morbide (maladie de Basedow) ou une simple coexistence avec la névralgie ou l'hyperesthésie précordiale de Huchard et de G. Sée qui rendront ces palpitations plus pénibles et plus intolérables.

PRONOSTIC

Le pronostic de la palpitation chez le jeune soldat doit être étudié d'abord au point de vue de l'individu, mais surtout — du moins dans ce travail — au point de vue militaire.

Le jeune soldat atteint de palpitations est-il propre au service actif?

Il va sans dire que les palpitations, que nous appellerons *organiques*, parce qu'elles coïncident avec une lésion du cœur mettent l'homme dans un état d'infériorité manifeste vis-à-vis des fatigues du métier militaire et devront toujours par conséquent entraîner la réforme.

La discussion ne peut se poser que pour les palpitations survenant chez un individu indemne de toute affection organique du cœur.

Il faut absolument distinguer les palpitations liées à une hypertrophie de celles coexistant avec un cœur normal ou petit.

Dans les cas d'augmentation persistante du volume du cœur, c'est-à-dire d'hypertrophie vraie, nous ne pouvons que nous rallier entièrement aux conclusions posées par M. Noël relativement à l'hypertrophie du cœur :

1° Le complexus symptomatique, dénommé hypertrophie cardiaque de croissance, est fréquent chez les conscrits.

2° Il se présente sous trois formes différentes :

a) Cas associés, offrant en général la triade symptomatique de Germain Sée et s'ajoutant à d'autres affections qui peuvent imprimer leur cachet particulier à l'organisme et donner la note dominante.

b) Forme commune caractérisée par l'étroitesse relative du thorax et l'abaissement de la pointe du cœur : ce dernier signe est pathognomonique ;

c) Forme latente ; diffère de la précédente par l'absence de signes cardiaques bien nets ?

3° Les malades du premier groupe sont en général exemptés au conseil de revision en raison de leur état général ou de la maladie concomitante.

4° Les malades de la deuxième catégorie, contrairement à l'opinion de Germain Sée, loin d'être améliorés par la vie militaire, sont des candidats au « cœur forcé ». Aussi, au conseil de revision, on doit les ajourner d'abord, puis prononcer l'exemption s'ils ne sont pas guéris lorsque la limite des ajournements est atteinte.

A l'incorporation la constatation de cette hypertrophie devrait entrainer la réforme temporaire ; jusqu'à ce que cette disposition soit votée, la réforme n° 2 devra être prononcée à l'égard de ces malades.

« 5° La forme latente est difficile à dépister ; mais la connaissance de son apparition chez les individus à périmètre thoracique insuffisant doit donner encore plus d'importance à ce signe dans l'évaluation de l'aptitude au service militaire. »

Mais l'augmentation de volume du cœur peut être passagère comme nous l'avons vu. S'il ne s'agit que de dilatations réflexes du cœur droit, il n'y aura pas lieu de tenir compte de cette particularité, et le malade, au point de vue de l'opportunité de la réforme, devra être considéré comme un palpitant simple.

Nous pourrons avoir affaire à une dilatation en masse, aiguë du cœur. Rappelons alors ce que Pitres a écrit à ce propos : « Il est clair que si les efforts sont rares il ne peut résulter d'une hypertrophie passagère aucun trouble sérieux ; mais s'ils se succèdent à des intervalles tellement rapprochés que l'équilibre circulatoire troublé par l'effort précédent ne soit pas déjà complètement rétabli quand arrive l'effort suivant, on comprend qu'il en résulte un trouble de l'activité du cœur, un excès de travail, une fatigue. »

L'homme sera donc mis au repos quelques jours et réexaminé quand le cœur sera revenu à son volume normal. Ce malade rentrera alors dans la catégorie des palpitants simples et sera assimilable à cette variété d'hommes sur laquelle nous allons revenir, dont les palpitations récidivent à tout effort violent.

Reste la grande catégorie des palpitations sans modification de volume du cœur.

Suivant le principe de Hirtz, on recherchera avant tout la possibilité d'une tuberculose latente, et si les signes stéthoscopiques n'ont pas encore apparu il faudra recourir aux procédés de diagnostic précoce.

Cette cause éliminée et également les fatigues génitales assez difficiles à constater il ne nous reste plus à considérer que les palpitations purement nerveuses, réflexes, par suggestion ou par intoxication (intoxication alimentaire, tabagique, ou auto-intoxication par surmenage).

Et nous voyons avec M. Courtois-Suffit quelle est leur importance : « Les palpitations, dit-il, surviennent à titre de phénomène physiologique, léger et transitoire chez des sujets parfaitement sains, à la suite d'efforts, de fatigues, d'émotions ; mais elles peuvent constituer un phénomène morbide par leur degré, leur fréquence, la facilité avec laquelle elles apparaissent.

« Ces palpitations pathologiques éclatent sous l'influence des mêmes causes occasionnelles que les palpitations physiologiques. Elles peuvent entraîner la syncope. Même dans les cas graves l'auscultation peut être négative. Il peut y avoir des intermittences qui vont du « faux pas » à la « folie du cœur » des souffles.

« Lorsque les crises sont fréquentes, rapprochées et douloureuses à la fois, elles ont une singulière tendance à augmenter la susceptibilité nerveuse dont elles procèdent ; elles amènent le découragement, la tristesse, la crainte d'une maladie incurable, elles augmentent l'hypocondrie ou la produisent de toutes pièces, de même que la neurasthénie ; elles font du malade un cérébral mélancolique; elles peuvent conduire au suicide. »

Quelle sera la conduite à tenir vis-à-vis de ces hommes ?

Ils ne seront pas réformés par le conseil de revision. C'est donc après leur incorporation et généralement pendant les premiers mois de séjour au régiment que se posera à leur égard la question de la réforme ou du classement dans les services auxiliaires.

Voici quel sera à notre avis l'attitude à tenir à leur égard.

Tout homme atteint de palpitations devra être mis en observation et au repos.

Si les palpitations persistent malgré le repos, on recherchera avec soin toutes les causes d'intoxications et si on arrive à les éliminer complètement et qu'il soit bien avéré que les palpitations existent toujours, l'homme devra être considéré comme impropre à tout service et réformé, mais ce cas est rare et il n'y aura pas souvent lieu d'en arriver à cette extrémité. Les palpitations disparaissent par le repos ou alors trois cas se présentent :

Ou bien, l'homme bien constitué et sain en apparence reprenant son service actif n'éprouvera pas de palpitations pendant quelque temps jusqu'à ce que se manifeste un nouvel accès par surmenage ou intoxication : Un peu d'hygiène bien entendue permettra de le maintenir au corps.

Ou bien, s'il se surmène vraiment avec trop de facilité, il pourra y avoir lieu de le classer parmi les « malingres » et de l'occuper à des travaux en rapport avec son instruction scolaire ou ses capacités d'artisan.

Ou bien l'homme ne pourra faire aucune marche, aucun exercice un peu violent sans être repris aussitôt de palpitations ; mais l'examen du malade permettra de constater un périmètre thoracique insuffisant souvent des végétations adénoïdes. Si dans le reste de son organisme tout permet de prévoir que son insuffisance comme soldat ne tient qu'à ce défaut de développement, il rentre dans cette classe que G. Sée considérait à juste titre comme justifiable d'une gymnastique raisonnée.

Il y aura lieu d'essayer par ce moyen de favoriser leur développement avant de soumettre l'homme à la totalité des fatigues du métier militaire. L'observation (IX) du St-Cyrien et les résultats obtenus à l'école de Joinville-le-Pont cités par M. Richard dans son Cours d'hygiène nous montrent ce qu'on est est en droit d'en attendre. Rappelons ici les observations si judicieuses de Myers, au sujet de l'influence de l'équipement militaire sur le cœur du soldat, et la nécessité de dégager le cou le plus possible : c'est là un enseignement immédiat, facile à réaliser et qu'on aurait tort de négliger.

De plus, nous nous demanderons s'il n'y aurait pas lieu de créer dans chaque régiment un peloton spécial où la gymnastique et l'entraînement méthodiques empêcheraient le surmenage et permettraient de conserver sous les drapeaux des sujets qu'on aurait été o'ligé de réformer.

CONCLUSIONS

Les palpitations, fréquentes chez le jeune soldat, peuvent donner lieu à des indications très diverses au point de vue de la conduite que devra tenir à leur égard le médecin militaire, en tant que médecin de régiment.

I. Les palpitations, coïncidant avec une lésion organique (valvulaire ou péricardique) du cœur, exigeront toujours la réforme immédiate.

II. Les palpitations indépendantes de toute lésion organique peuvent seules donner lieu à discussion.

III. Les palpitations du début de la tuberculose sont une indication de réforme ; et comme elles peuvent apparaître dès le début, il y aura lieu, pour prévenir le diagnostic étiologique, de recourir à la recherche des signes précoces (abaissement constant de la pression artérielle, etc). Ces sujets, d'après de nombreuses observations, auraient toujours un périmètre thoracique insuffisant, et, de plus, seraient souvent affectés de végétations adénoïdes.

IV. D'autres palpitations sont dues, soit à des intoxications passagères ou chroniques (tabac, alcool, café, etc.), soit à du surmenage génital, soit à des réflexes à point de départ gastro-intestinal, soit à l'association de ces diverses causes ; des prescriptions hygiéniques permettront de les faire disparaître et de conserver l'homme dans le service actif.

V. Quant aux palpitations purement nerveuses associées ou non à l'augmentation de volume du cœur (l'hypertrophie que nous n'avons pas étudiée ici pouvant donner lieu par elle-même à des indications particulières), elles pourront entraîner la réforme quand, par leur répétition au moindre effort, elles rendront l'homme manifestement impropre au service actif.

VI. Il y aurait lieu de créer, par exemple dans les 4es bataillons (qui remplacent les compagnies de dépôt), un *peloton spécial « de malingres à palpitations »*, où seraient versés les sujets à palpitations simplement nerveuses ayant apparu lors des premières fatigues de l'école du soldat, sujets à périmètre thoracique étroit et à développement constitutionnel incomplet. On pourrait alors par une gymnastique raisonnée et un entraînement progressif favoriser et compléter leur développement et transformer ces malingres en soldats résistants que l'on reverserait ensuite dans les combattants.

BIBLIOGRAPHIE.

Aubeau. — Contribution à l'étude de la tuberculose. (Communication de troisième congrès de la tuberculose, 1893).

Comtois-Suffit. — Chapitre des « Palpitations » du Manuel de Médecine de Debove et Achard.

Du Cazal. — Article « Palpitations » du Dictionnaire Dechambre, 1884.

Foubert. — Des variations du volume du cœur. Thèse, Paris 1887.

Gallois. — Hypertrophie cardiaque de croissance. Bulletin médical 1892.

Naiser. — Séméiologie des Palpitations. Thèse, Paris 1892.

Larcena. — De la tachycardie. Thèse, Paris 1891

Noël. — Hypertrophie cardiaque de croissance et aptitude au service militaire. Bulletin médical 1897.

Papillon. — Du diagnostic précoce de la tuberculose. Thèse, Paris 1897.

Pitres. — Des hypertrophies et des dilatations cardiaques indépendantes de lésions valvulaires. Thèse d'agrégation 1878.

Potain. — Des palpitations du cœur. Semaine Médicale 1884.

— Diagnostic différentiel des troubles cardiaques consécutifs aux affections gastro-hépatiques. Semaine Médicale 1884.

— De quelques cas d'hypertrophie cardiaque consécutive à des lésions du plexus brachial. Semaine Médicale 1888.

— Du cœur chez les jeunes sujets et de la prétendue hypertrophie de croissance. Semaine Médicale.

Richard. — Cours d'Hygiène inédit du Val-de-Grâce.

Sée (G.). — Leçons Cliniques sur les palpitations. France Médicale 1875.

Soltas. — Hypertrophie du cœur suite de déviation de la colonne vertébrale et déformation de la poitrine. Thèse Paris 1885.

Springer. — Hypertrophie de croissance. Semaine Médicale 1895.

Stokes. — Traité des maladies du cœur et de l'aorte. Traduction de Senac, Paris, 1864.

LILLE. — IMP. LE BIGOT FRÈRES.

A LA MÊME SOCIÉTÉ D'ÉDITIONS

BERTILLON (Dr Jacques), chef des Travaux statistiques de la ville de Paris, membre du Conseil supérieur de statistique, etc. — **Cours élémentaire de statistique** conforme au programme arrêté par le Conseil supérieur de statistique et adopté par M. le Préfet de la Seine, pour le concours à l'admissibilité au grade de Commis-Rédacteur à la préfecture de la Seine. Broché. . . . . **10 fr.**

BERTRAND (L.-E.), médecin en chef de la marine, ancien professeur aux Écoles de médecine navale, et FONTAN (J.), professeur de chirurgie navale et de chirurgie d'armée à l'École de médecine navale de Toulon. — **Traité médico-chirurgical de l'Hépatite suppurée des pays chauds,** grand abcès du foie. In-8° de 732 pages avec tracés et figures . . . . **16 fr.**

BLANCHARD (Dr R.), professeur agrégé à la Faculté de médecine de Paris, secrétaire général de la Société zoologique de France. — **Histoire zoologique et médicale des Téniadés du genre Hyménolepis Weinland.** In-8° de 112 pages orné de nombreuses figures. . . . . **3 fr. 50**

BOURQUELOT (Émile), docteur ès-sciences, professeur agrégé à l'École supérieure de médecine de Paris, pharmacien en chef de l'Hôpital Laennec. — **Les Fermentations,** vol. de l'Encyclopédie des connaissances pratiques. In-8° de 205 pages, illustré de 21 figures intercalées dans le texte. Cartonné . . . . **4 fr.**

BOURQUELOT (Émile). — **Les Ferments solubles,** 10e volume de l'Encyclopédie des connaissances pratiques. In-8° de 220 pages. Cartonné. . . . . **4 fr.**

CALMETTE (D.-A.), directeur de l'Institut Pasteur de Lille, médecin principal du corps de santé des colonies, ancien directeur de l'Institut bactériologique de Saïgon. — **Le Venin des Serpents.** Physiologie de l'envenimation. Traitement des morsures venimeuses par le sérum des animaux vaccinés. In-8° de 72 p. Broché . . . . **3 fr.**

CLADO (Dr), chef des travaux de gynécologie à l'Hôtel-Dieu, ancien chef de clinique et de laboratoire de la Faculté. — **Traité des tumeurs de la vessie.** Un fort vol. in-8° de 750 pages, 18 tableaux et 120 gravures dans le texte. Broché . . **16 fr.**

LABORDE (J. V.), directeur des travaux pratiques de physiologie à la Faculté, membre de l'Académie de médecine. — **Traité élémentaire de physiologie** d'après les leçons pratiques de démonstration, précédé d'une introduction technique à l'usage des élèves. In-8° de 450 p. avec 130 fig. dans le texte et 25 pl. dans l'introduction. Broché. **10 fr.**
Cart. à l'angl., fer spécial . . . . **12 fr.**

LÉGER (E.), pharmacien en chef à l'Hôpital Beaujon. — **Les Alcaloïdes des Quinquinas,** avec une préface de JUNGFLEISCH. In-8° de 278 pages. Broché . . . . **7 fr. 50**

LESAGE (le Dr), médecin des hôpitaux de Paris. — Son article sur le choléra dans le supplément (1893) du **Guide pratique des Sciences médicales.** Cartonné . . **5 fr.**

LETULLE (Dr). **Guide pratique des Sciences médicales,** publié sous la direction scientifique du Dr LETULLE, professeur agrégé à la Faculté de médecine de Paris, médecin des Hôpitaux. Encyclopédie de poche pour le praticien. Ouvrage in-18 de 1500 pages, cartonné à l'anglaise . . . . **12 fr.**
Le supplément pour 1892. In-18 de 420 pages . . . . **5 fr.**
Le supplément pour 1893. In-18 de 440 pages . . . . **5 fr.**

MARCHAND (Dr Léon), professeur de cryptogamie à l'École supérieure de pharmacie. — **Énumération méthodique et raisonnée des familles et des genres de la classe des Mycophytes** (Champignons Lichens). In-8° de 334 pages, avec 166 fig. intercalées dans le texte. . . . . **10 fr.**

MAUMENÉ, docteur ès-sciences. — **Manuel de Chimie photographique.** Un vol. in-8° de 490 pages. Broché. . . . . **5 fr.**

SONNIÉ-MORET, Docteur en médecine, pharmacien en chef de l'Hôpital des Enfants malades. — **Éléments d'analyse chimique médicale appliquée aux recherches cliniques.** Vol. in-8° de 340 pages. . . . . **6 fr.**

LILLE, IMP. LE BIGOT FRÈRES

www.ingramcontent.com/pod-product-compliance
Ingram Content Group UK Ltd.
Pitfield, Milton Keynes, MK11 3LW, UK
UKHW022146170726
13837UKWH00004B/1805

9 782019 677589